2020

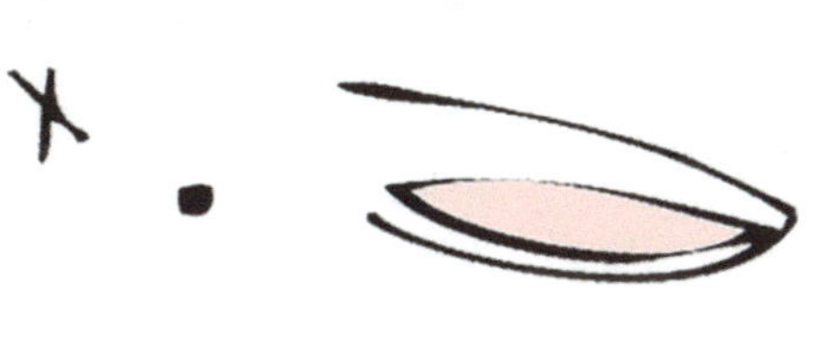

Jan

S	M	T	W	T	F	S
			1	2	3	4
5	6	7	8	9	10	11
12	13	14	15	16	17	18
19	20	21	22	23	24	25
26	27	28	29	30	31	

Feb

S	M	T	W	T	F	S
						1
2	3	4	5	6	7	8
9	10	11	12	13	14	15
16	17	18	19	20	21	22
23	24	25	26	27	28	29

Mar

S	M	T	W	T	F	S
1	2	3	4	5	6	7
8	9	10	11	12	13	14
15	16	17	18	19	20	21
22	23	24	25	26	27	28
29	30	31				

Apr

S	M	T	W	T	F	S
			1	2	3	4
5	6	7	8	9	10	11
12	13	14	15	16	17	18
19	20	21	22	23	24	25
26	27	28	29	30		

May

S	M	T	W	T	F	S
					1	2
3	4	5	6	7	8	9
10	11	12	13	14	15	16
17	18	19	20	21	22	23
24	25	26	27	28	29	30
31						

Jun

S	M	T	W	T	F	S
	1	2	3	4	5	6
7	8	9	10	11	12	13
14	15	16	17	18	19	20
21	22	23	24	25	26	27
28	29	30				

Jul

S	M	T	W	T	F	S
			1	2	3	4
5	6	7	8	9	10	11
12	13	14	15	16	17	18
19	20	21	22	23	24	25
26	27	28	29	30	31	

Aug

S	M	T	W	T	F	S
						1
2	3	4	5	6	7	8
9	10	11	12	13	14	15
16	17	18	19	20	21	22
23	24	25	26	27	28	29
30	31					

Sep

S	M	T	W	T	F	S
		1	2	3	4	5
6	7	8	9	10	11	12
13	14	15	16	17	18	19
20	21	22	23	24	25	26
27	28	29	30			

Oct

S	M	T	W	T	F	S
				1	2	3
4	5	6	7	8	9	10
11	12	13	14	15	16	17
18	19	20	21	22	23	24
25	26	27	28	29	30	31

Nov

S	M	T	W	T	F	S
1	2	3	4	5	6	7
8	9	10	11	12	13	14
15	16	17	18	19	20	21
22	23	24	25	26	27	28
29	30					

Dec

S	M	T	W	T	F	S
		1	2	3	4	5
6	7	8	9	10	11	12
13	14	15	16	17	18	19
20	21	22	23	24	25	26
27	28	29	30	31		

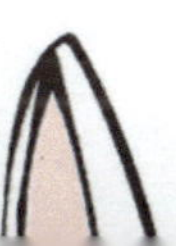

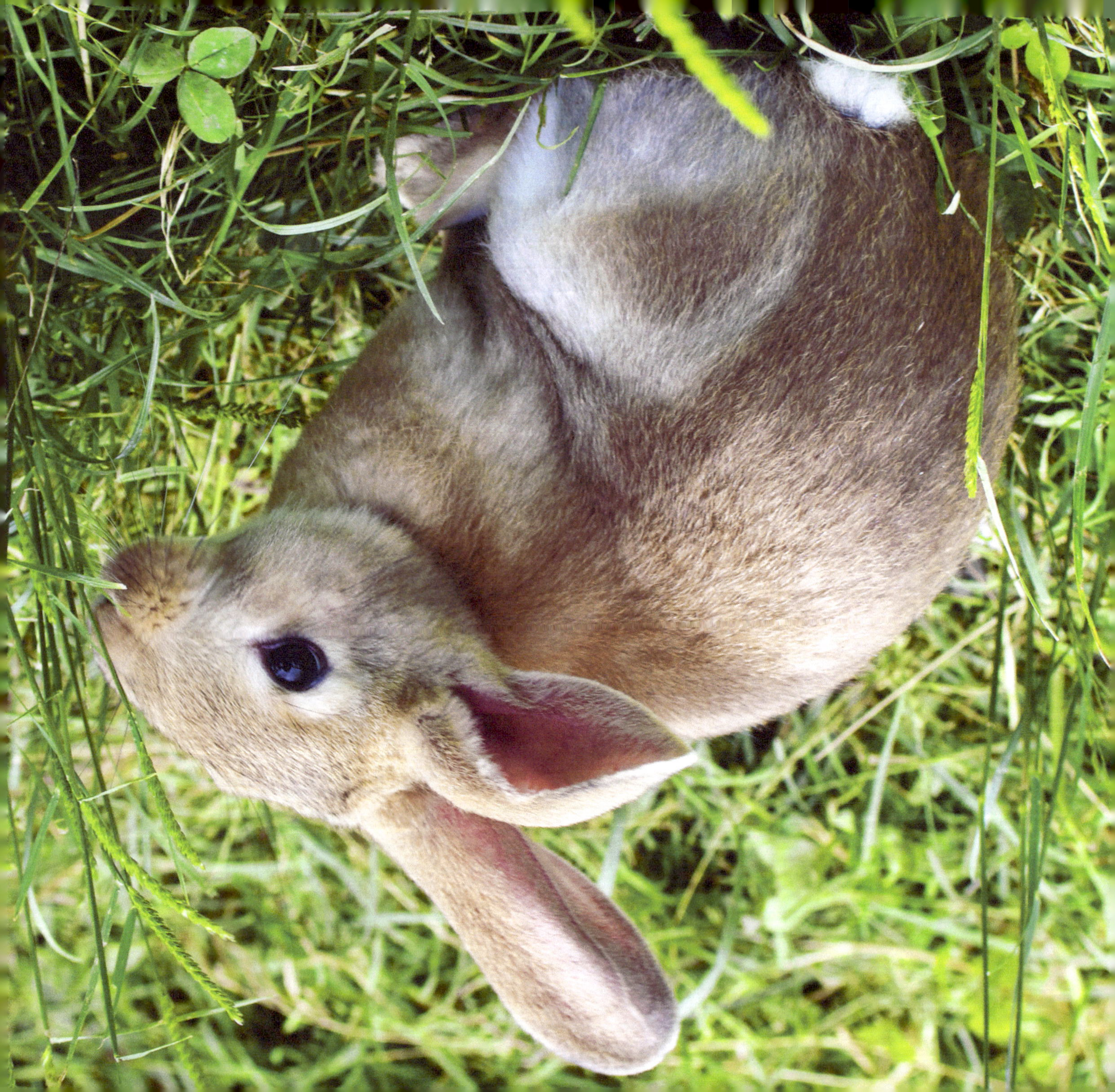

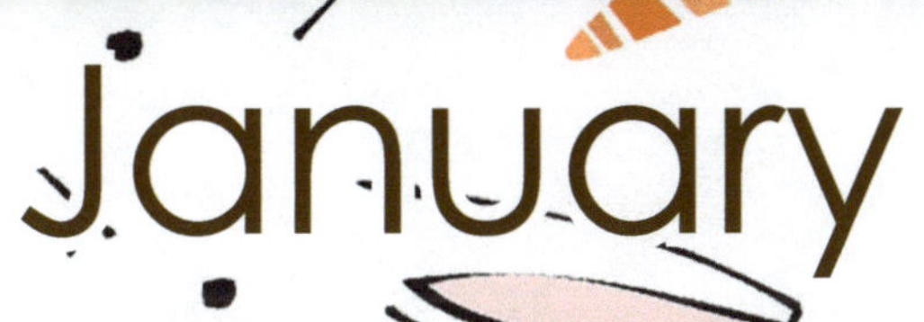

January
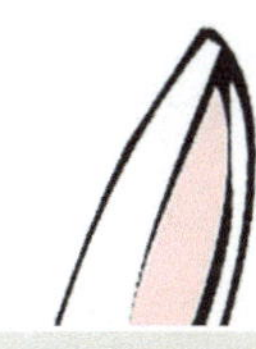
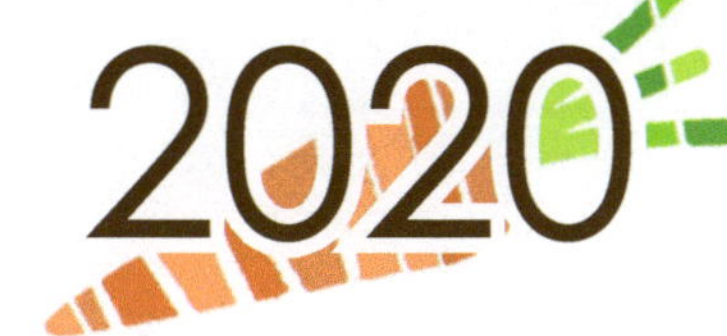

2020

Sun.	Mon.	Tue.	Wed.	Thu.	Fri.	Sat.
			1 New Year's Day	2	3	4
5	6	7	8	9	10	11
12	13	14	15	16	17	18
19	20 Martin Luther King Jr. Day	21	22	23	24	25
26	27	28	29	30	31	

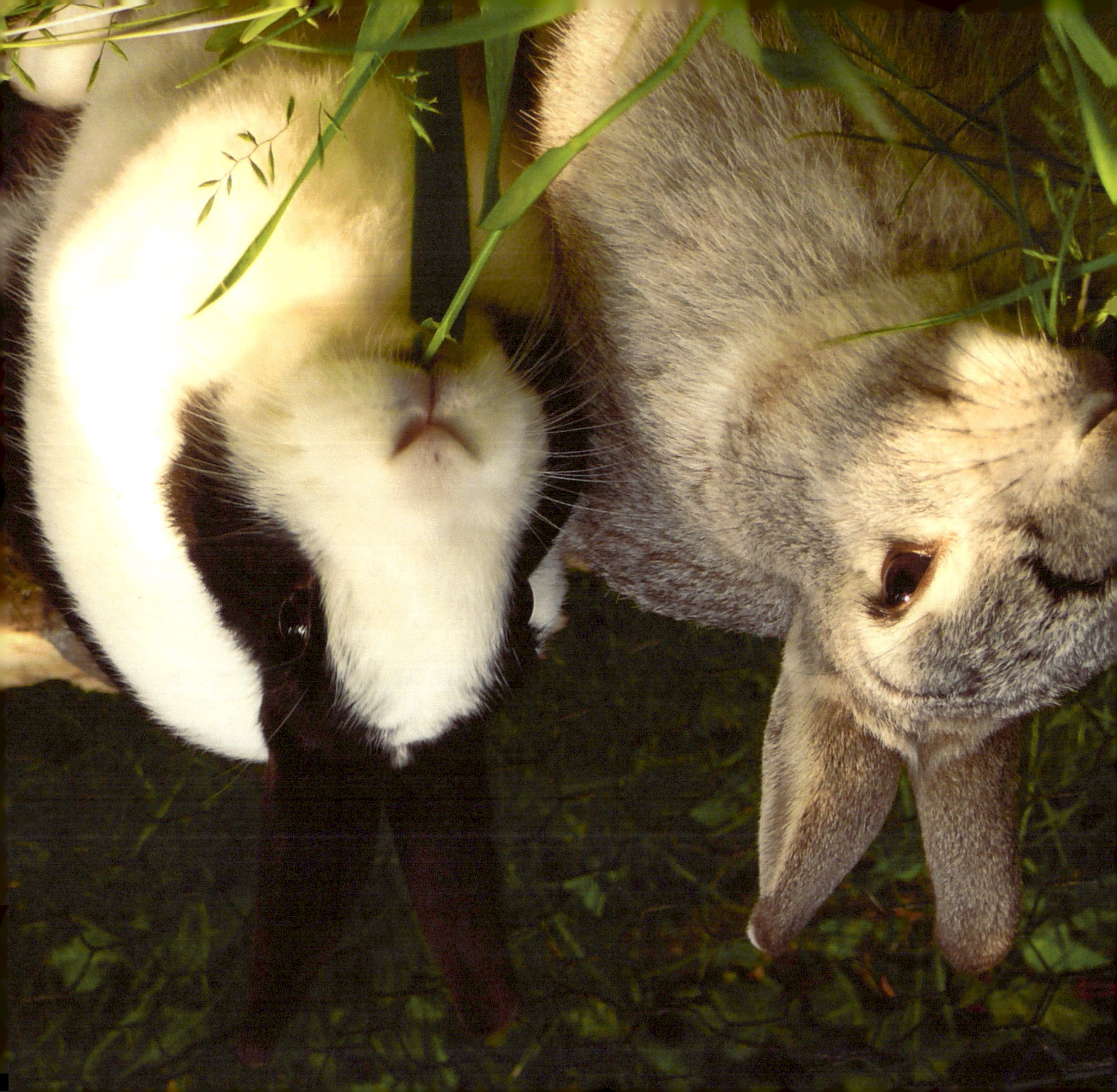

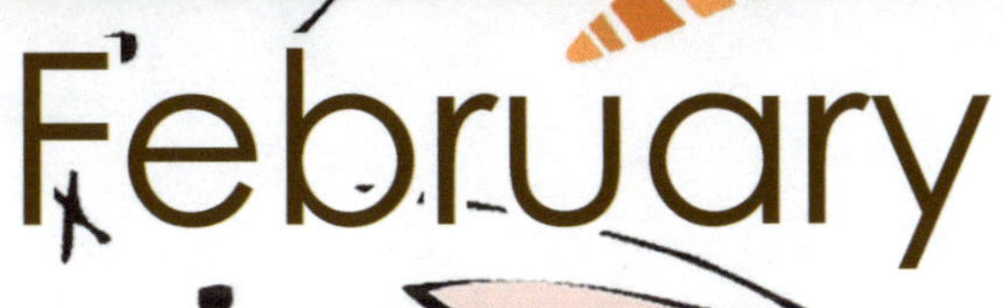

February

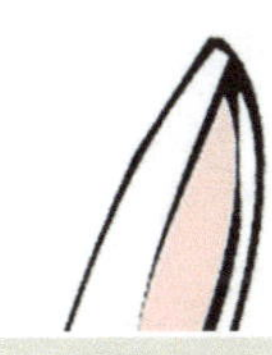
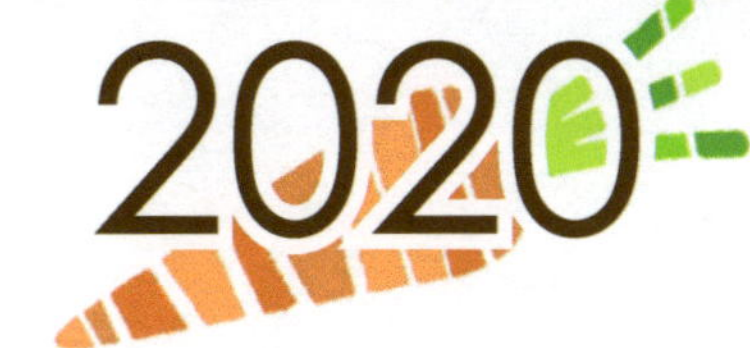

2020

Sun.	Mon.	Tue.	Wed.	Thu.	Fri.	Sat.
						1
2	3	4	5	6	7	8
9	10	11	12	13	14 Valentine's Day	15
16	17 Presidents' Day	18	19	20	21	22
23	24	25	26	27	28	29

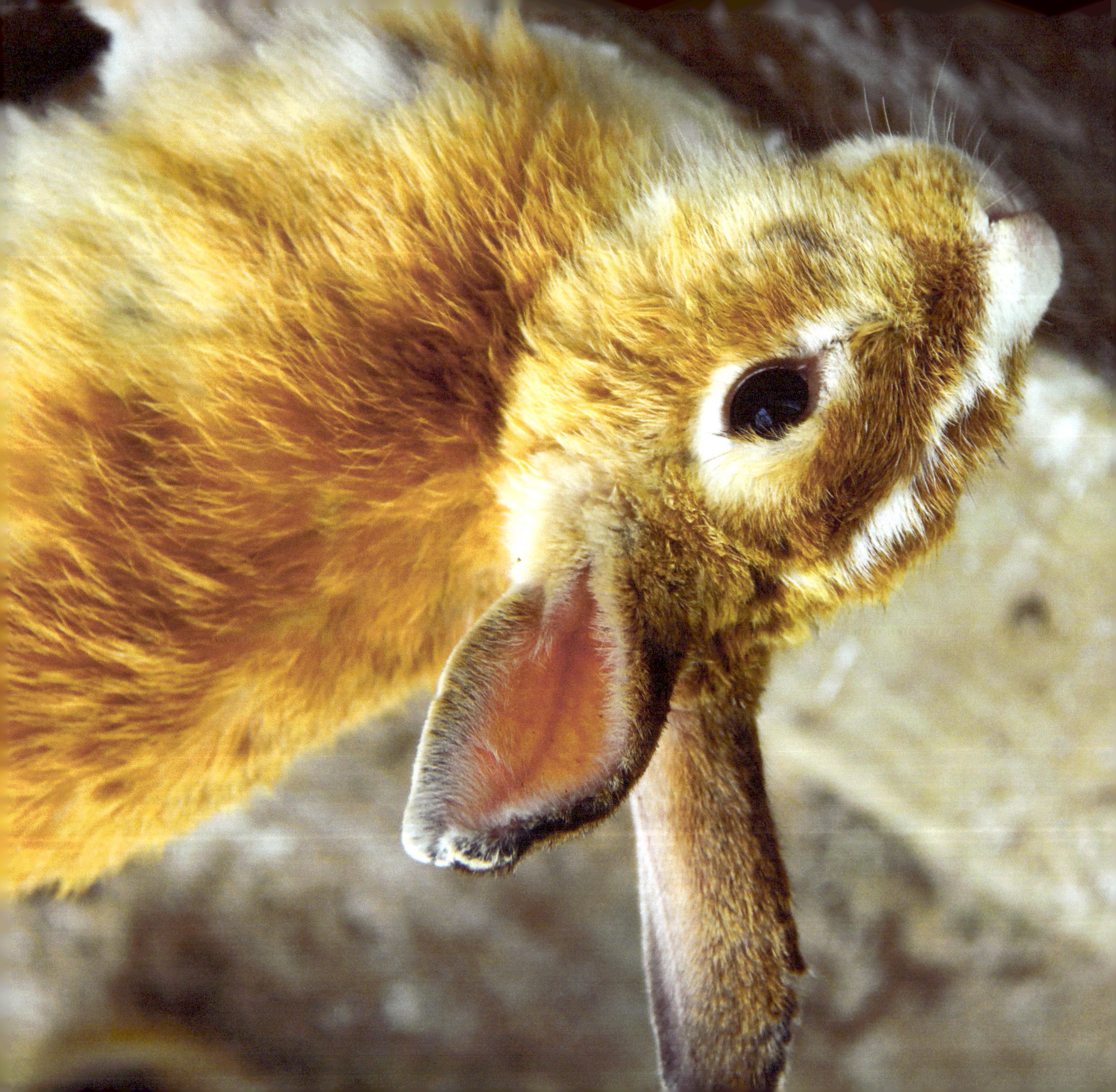

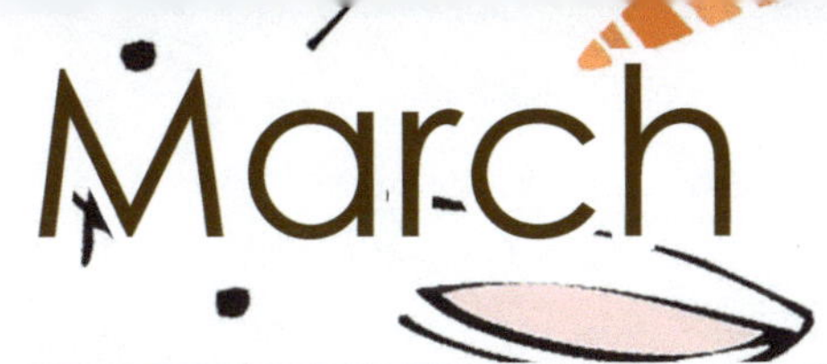

March

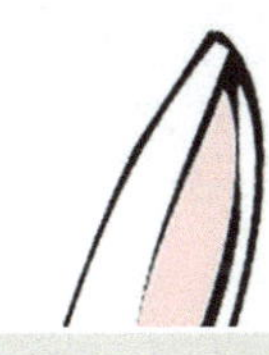
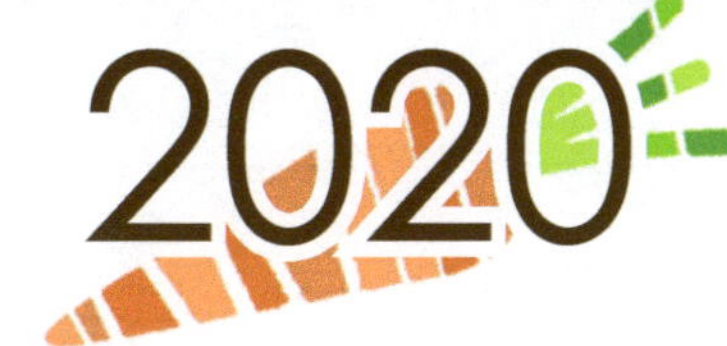

2020

Sun.	Mon.	Tue.	Wed.	Thu.	Fri.	Sat.
1	2	3	4	5	6	7
8 Daylight Saving Time Begins	9	10	11	12	13	14
15	16	17 St. Patrick's Day	18	19	20	21
22	23	24	25	26	27	28
29	30	31				

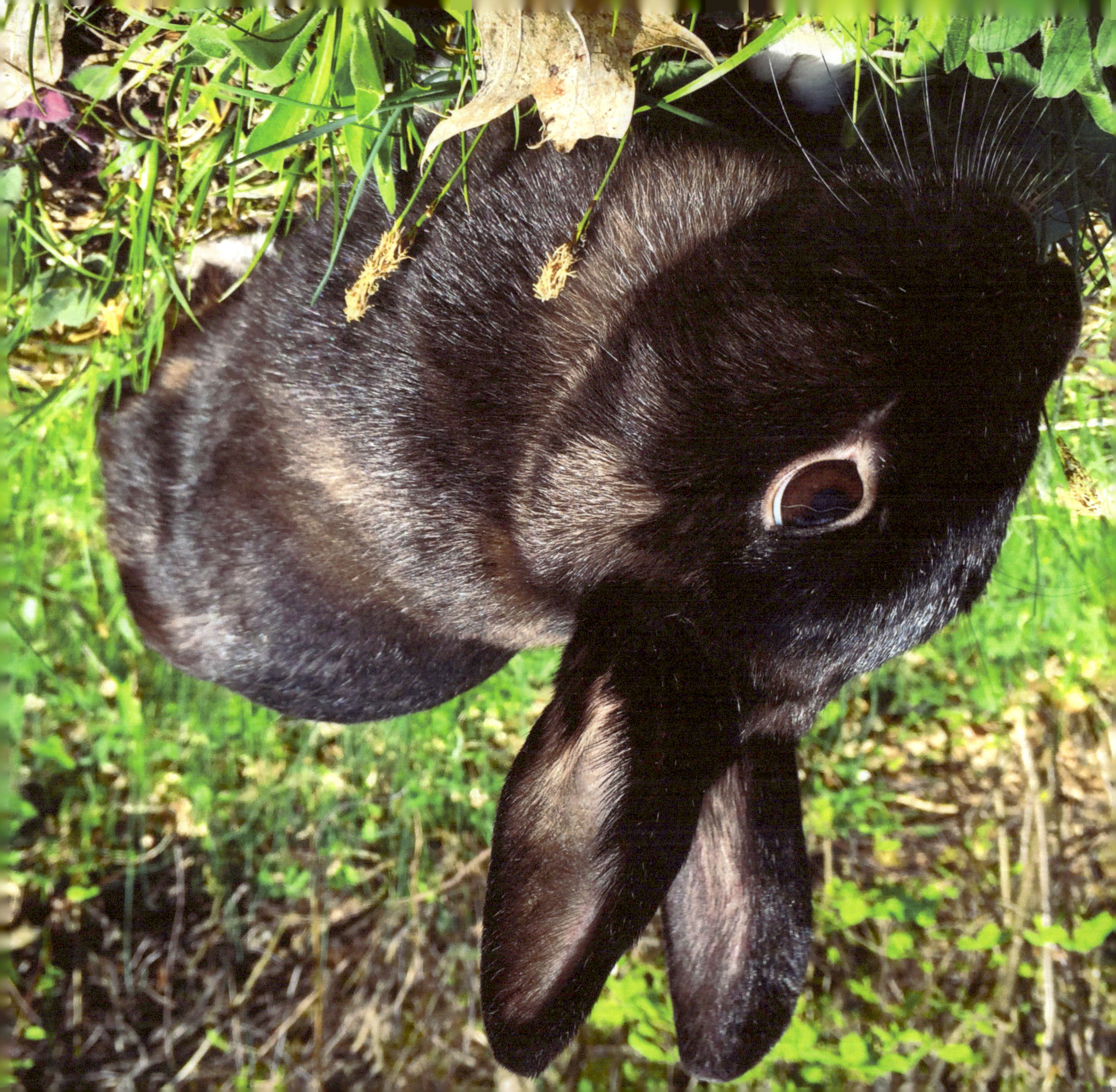

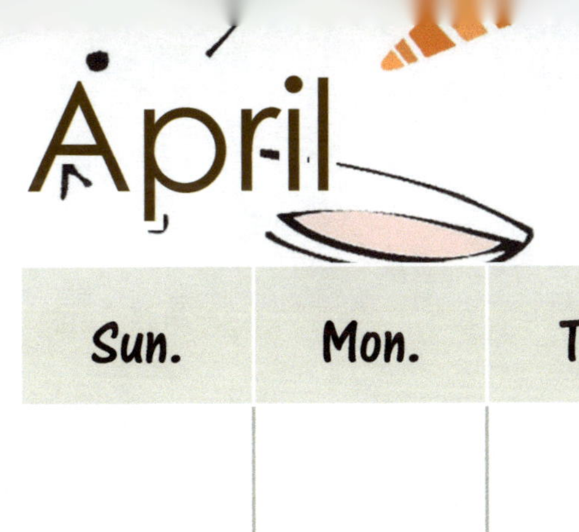

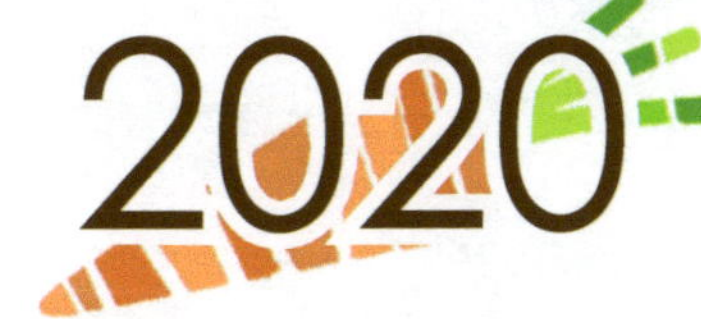

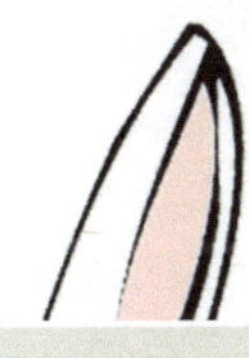

Sun.	Mon.	Tue.	Wed.	Thu.	Fri.	Sat.
			1	2	3	4
5	6	7	8	9	10	11
12 Easter	13	14	15	16	17	18
19	20	21	22	23	24	25
26	27	28	29	30		

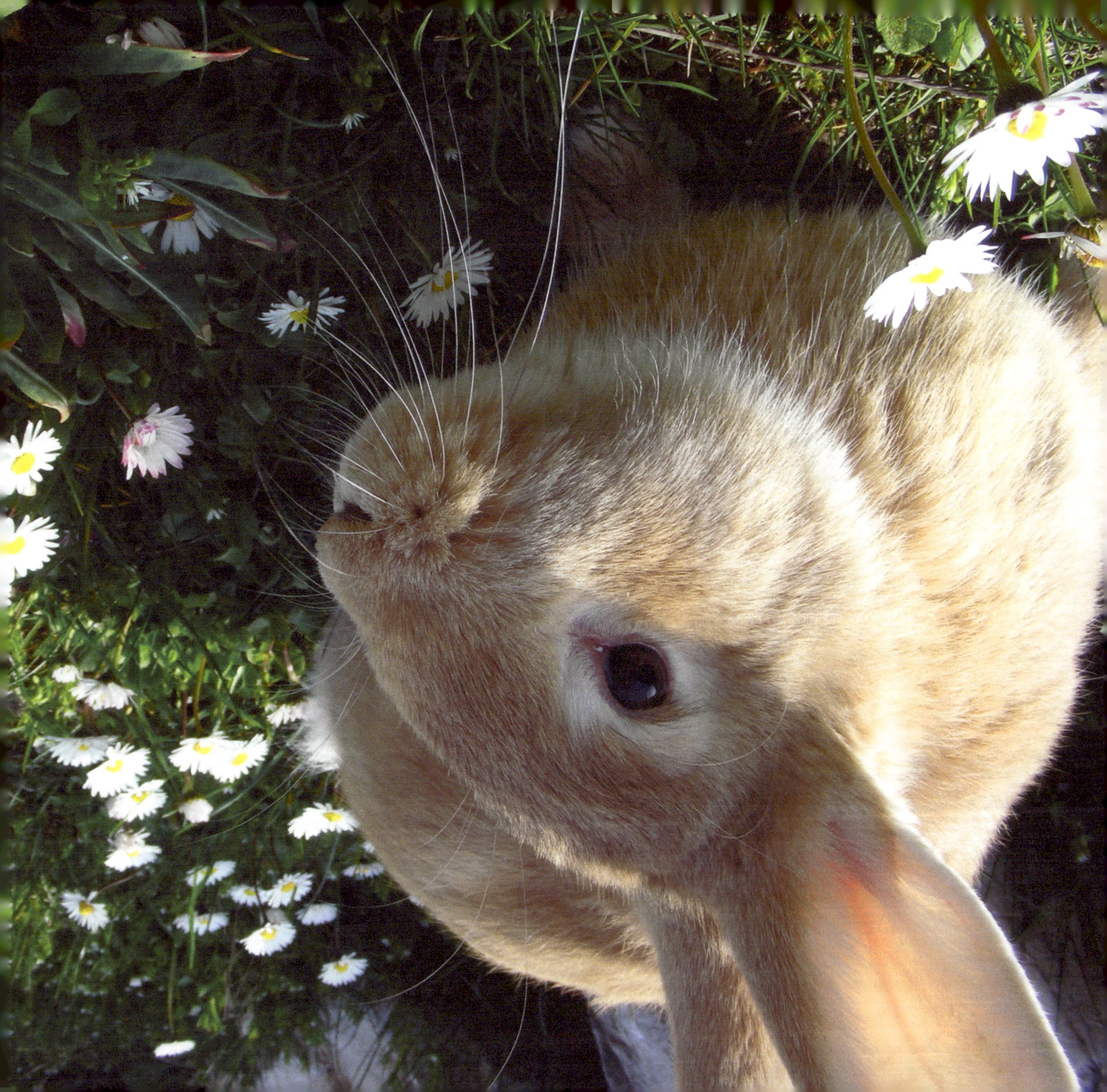

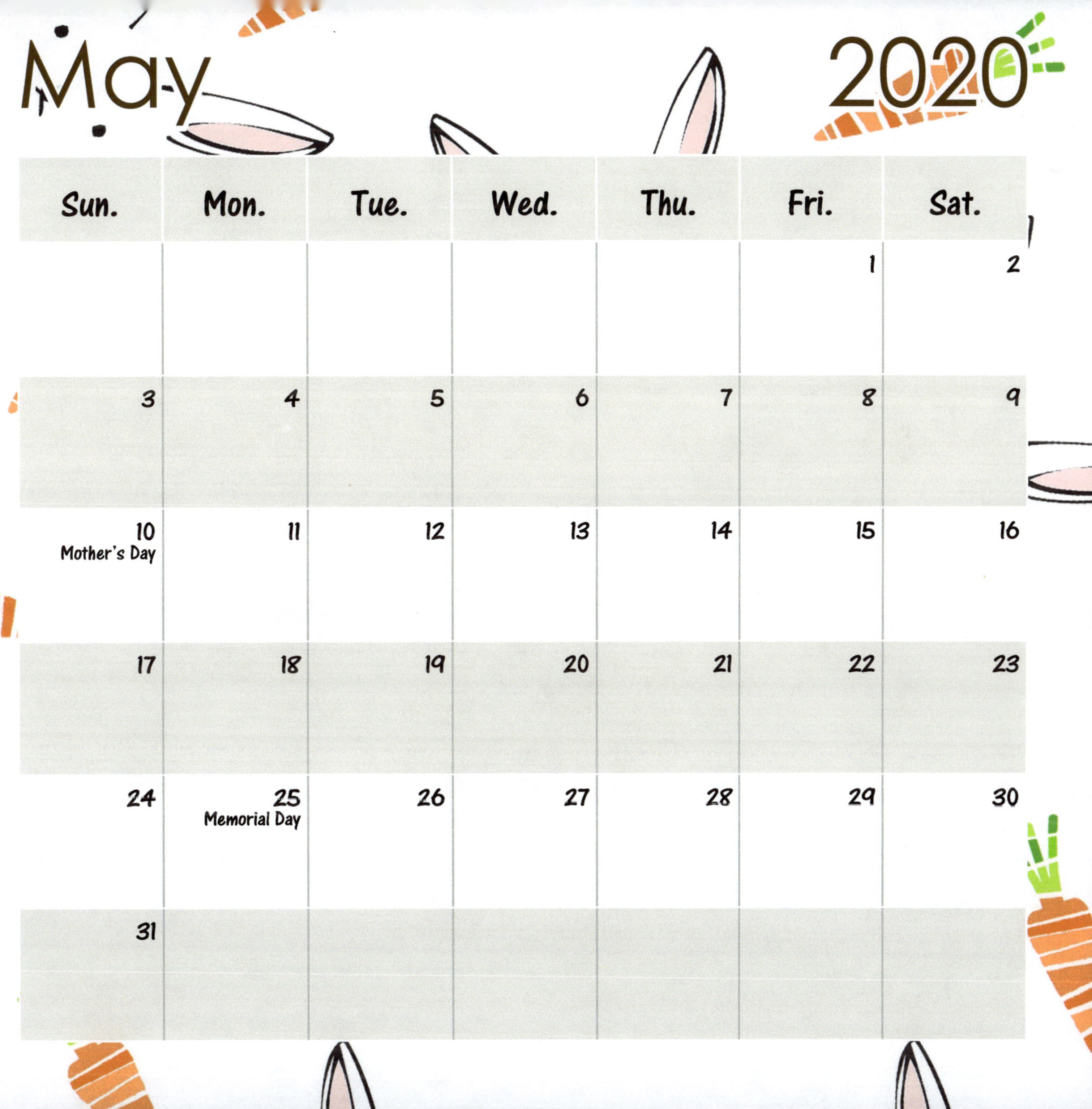

May 2020
Sun. Mon. Tue. Wed. Thu. Fri. Sat.
1 2
3 4 5 6 7 8 9
10 Mother's Day 11 12 13 14 15 16
17 18 19 20 21 22 23
24 25 Memorial Day 26 27 28 29 30
31

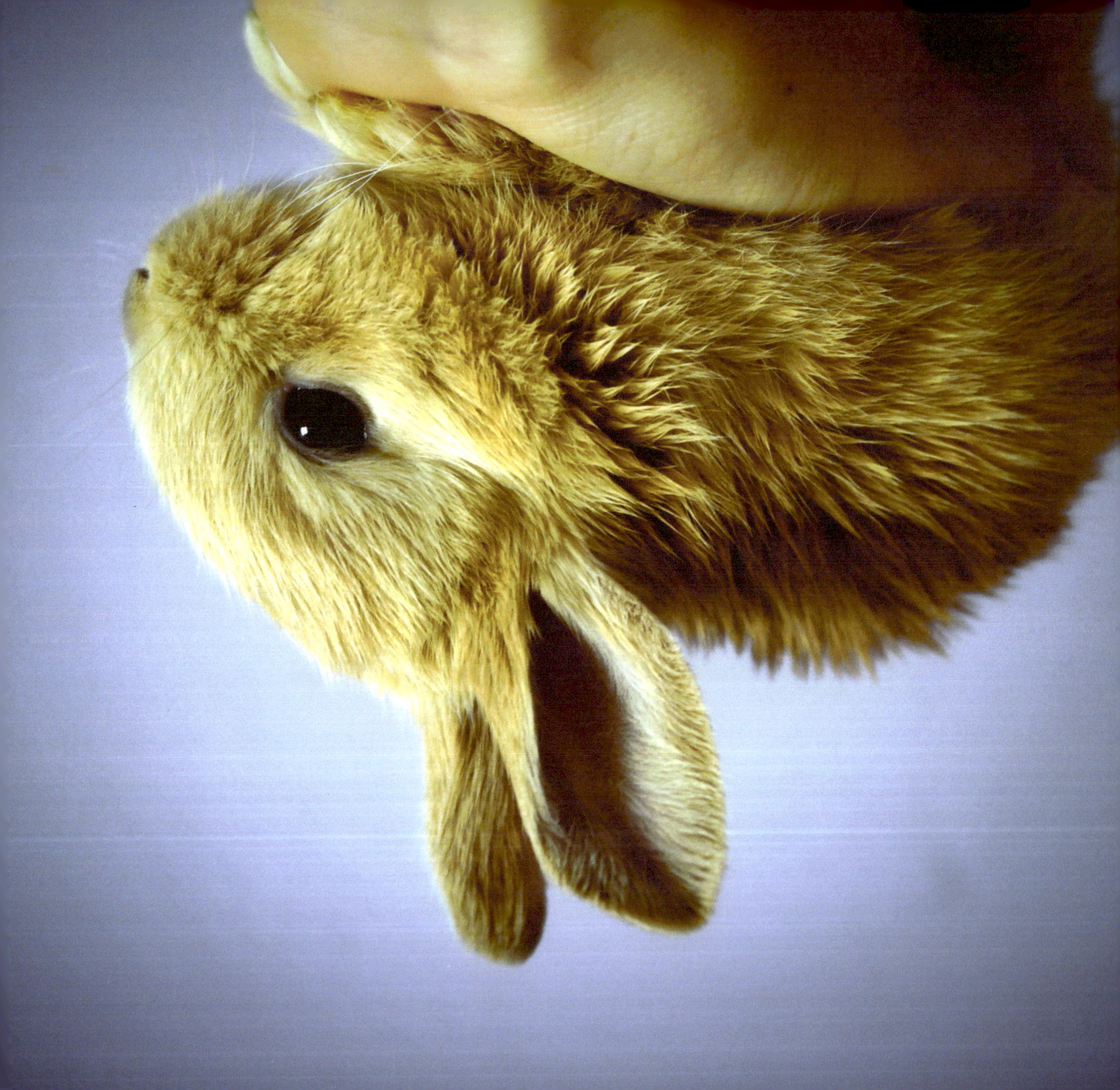

June 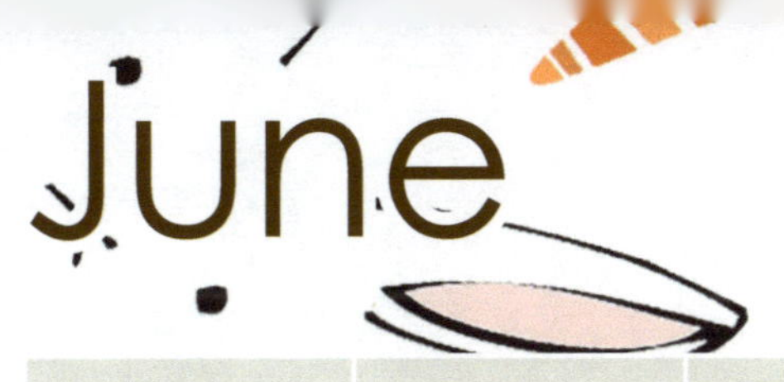 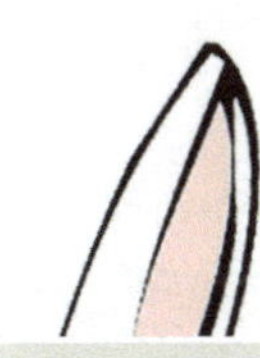 2020 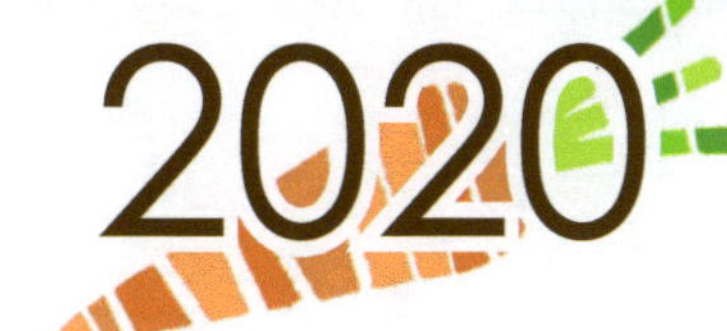

Sun.	Mon.	Tue.	Wed.	Thu.	Fri.	Sat.
	1	2	3	4	5	6
7	8	9	10	11	12	13
14	15	16	17	18	19	20
21 Father's Day	22	23	24	25	26	27
28	29	30				

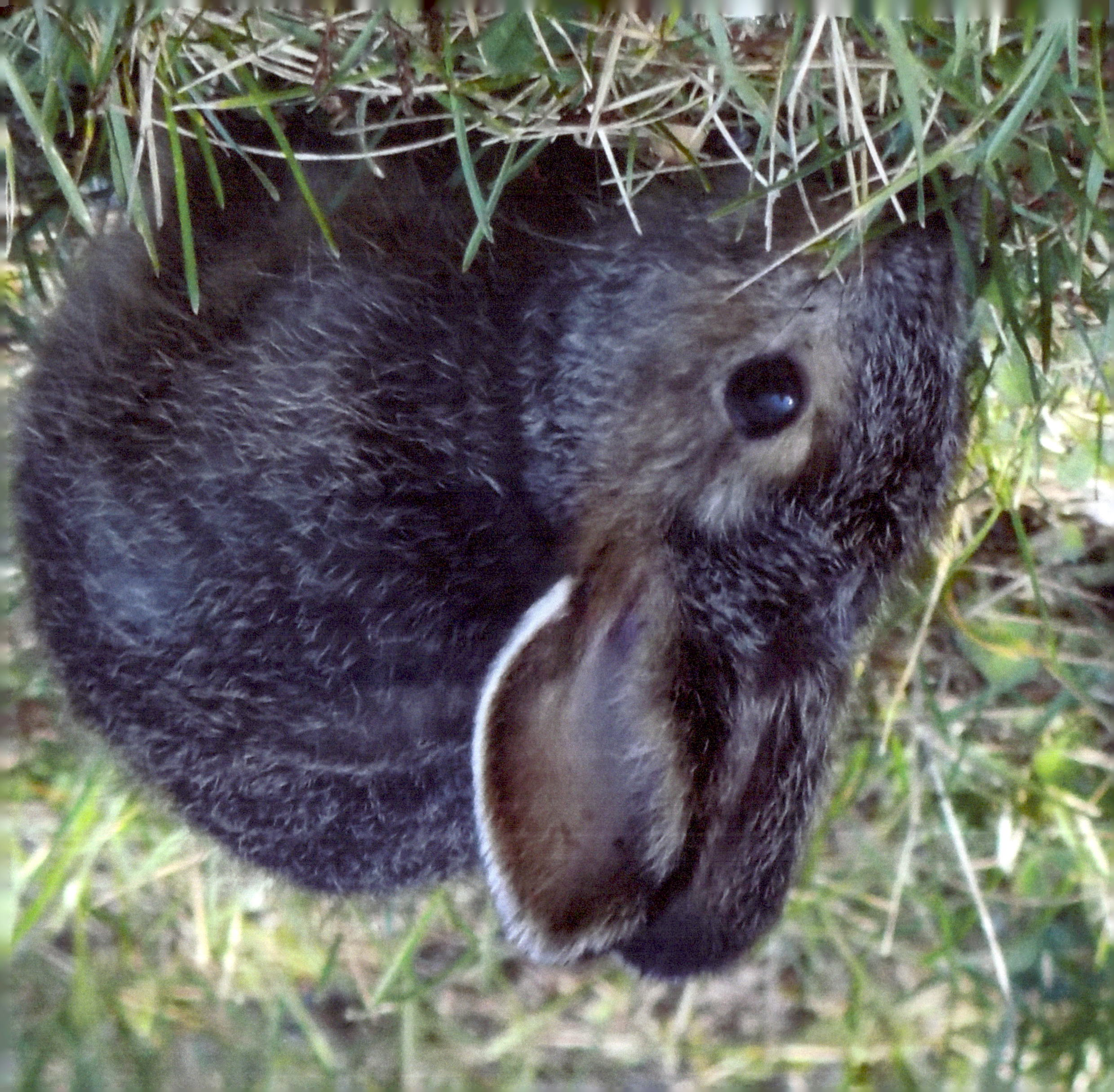

July 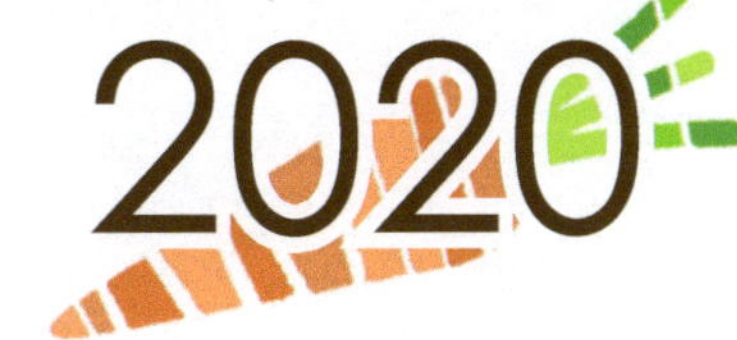2020

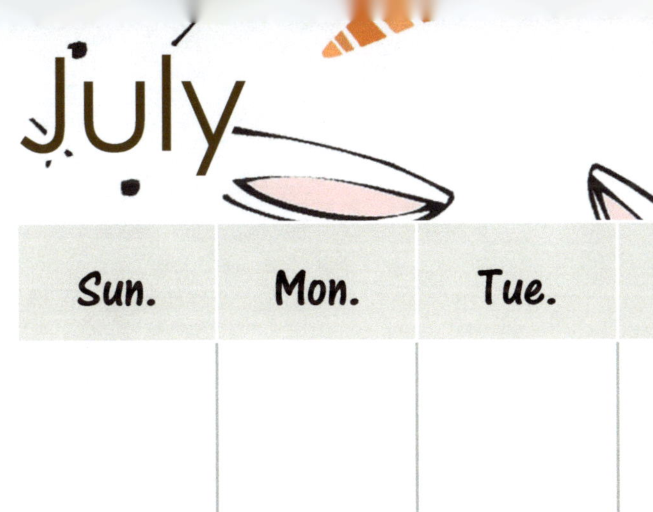

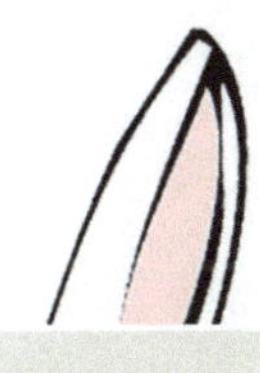

Sun.	Mon.	Tue.	Wed.	Thu.	Fri.	Sat.
			1	2	3 Independence Day Observed	4 Independence Day
5	6	7	8	9	10	11
12	13	14	15	16	17	18
19	20	21	22	23	24	25
26	27	28	29	30	31	

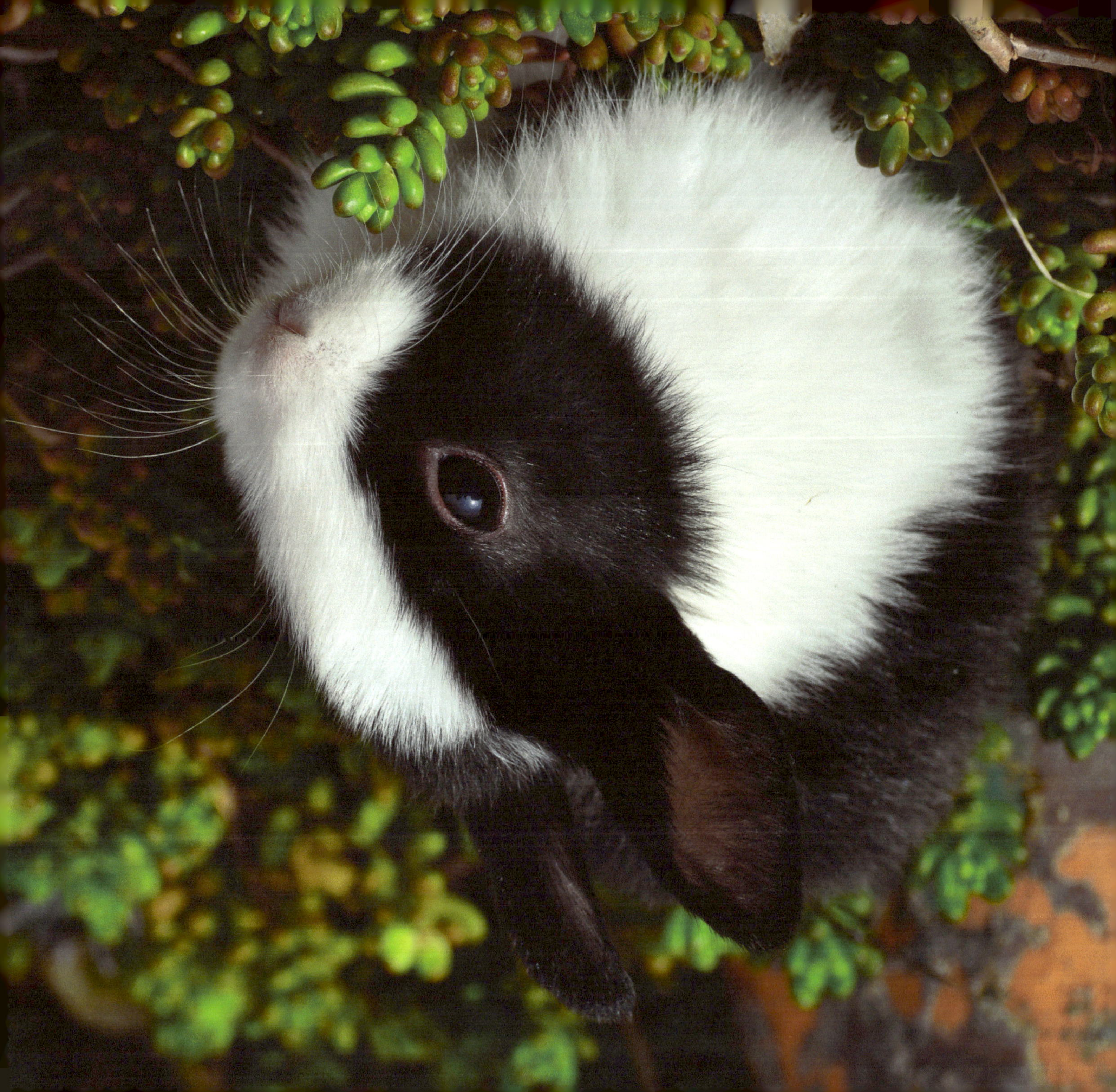

August 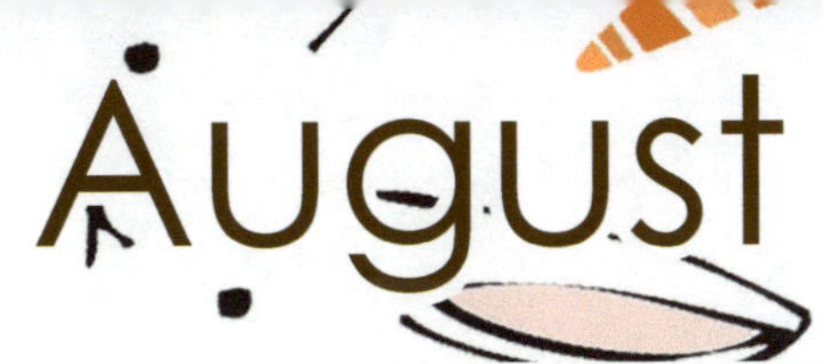 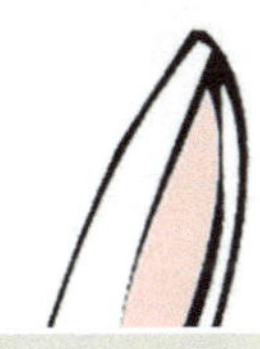 2020 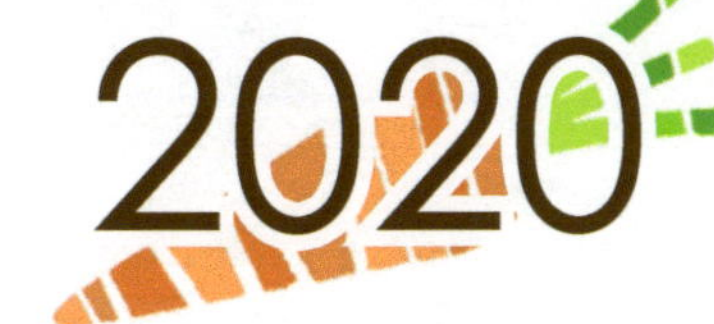

Sun.	Mon.	Tue.	Wed.	Thu.	Fri.	Sat.
						1
2	3	4	5	6	7	8
9	10	11	12	13	14	15
16	17	18	19	20	21	22
23	24	25	26	27	28	29
30	31					

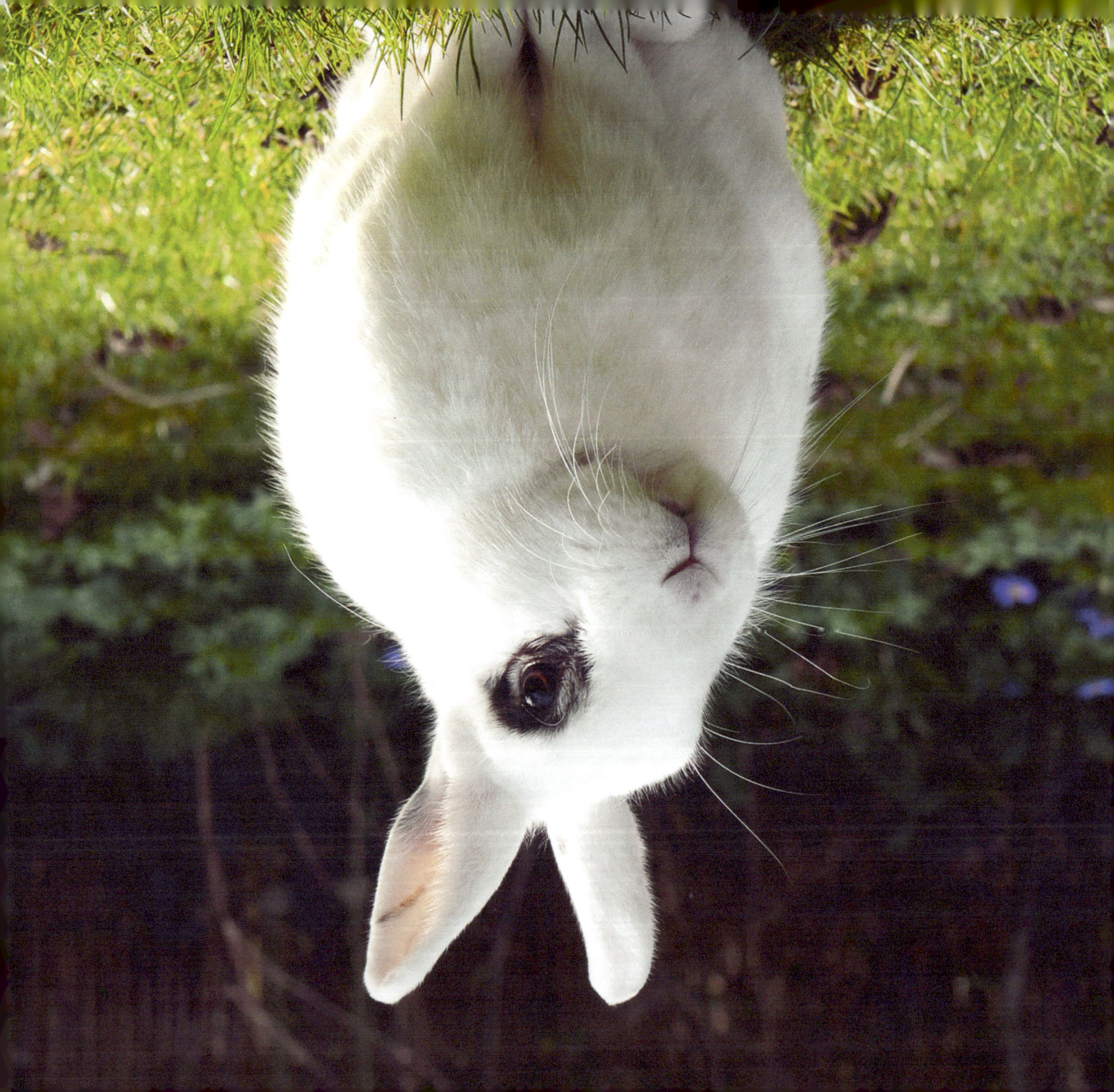

September 2020

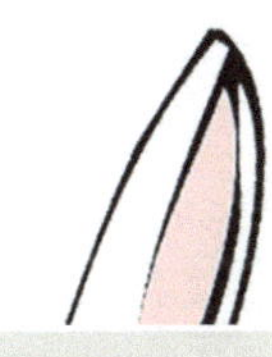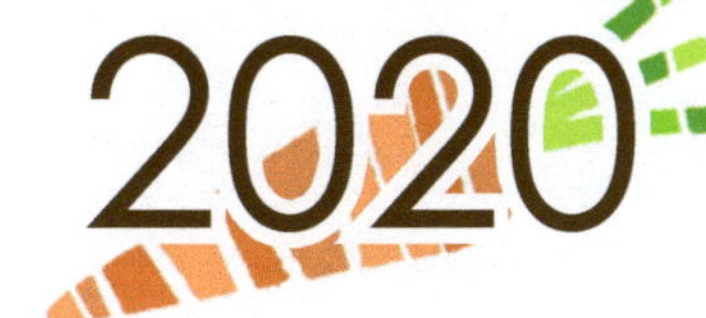

Sun.	Mon.	Tue.	Wed.	Thu.	Fri.	Sat.
		1	2	3	4	5
6	7 Labor Day	8	9	10	11	12
13	14	15	16	17	18	19
20	21	22	23	24	25	26
27	28	29	30			

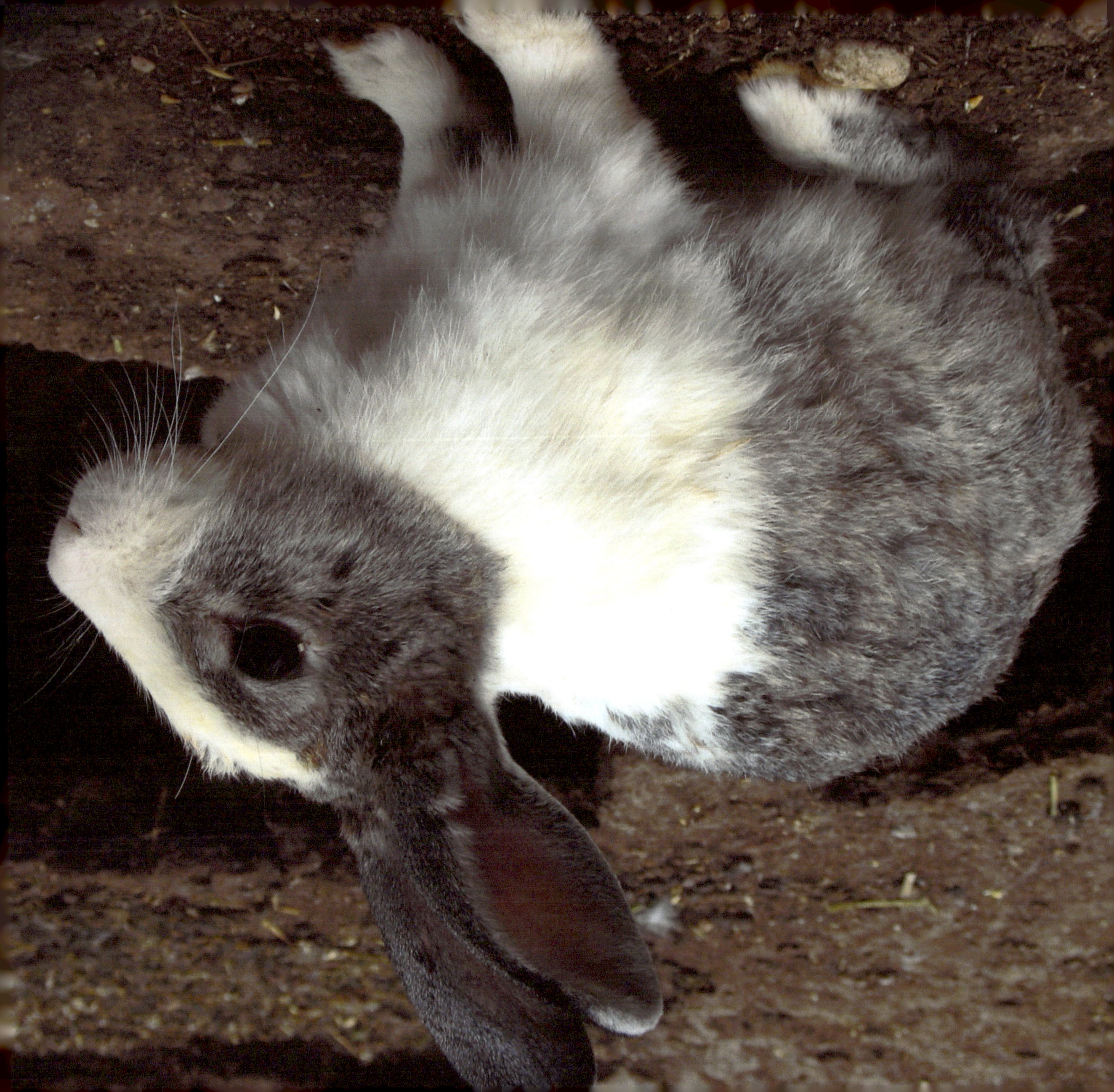

October 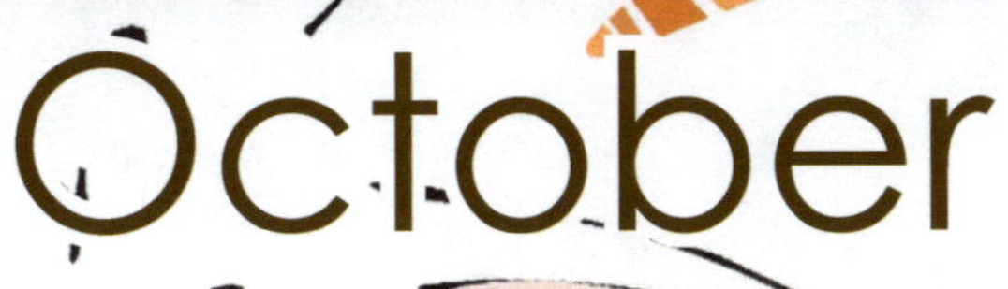 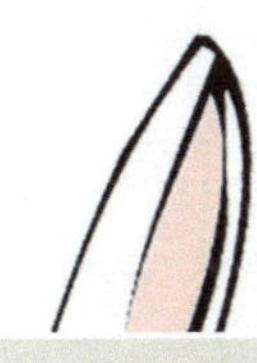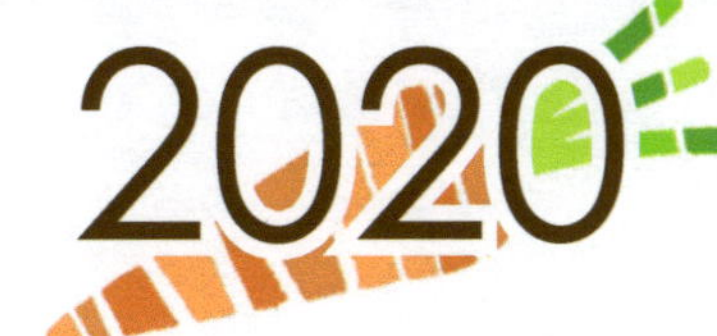2020

Sun.	Mon.	Tue.	Wed.	Thu.	Fri.	Sat.
				1	2	3
4	5	6	7	8	9	10
11	12 Columbus Day	13	14	15	16	17
18	19	20	21	22	23	24
25	26	27	28	29	30	31 Halloween

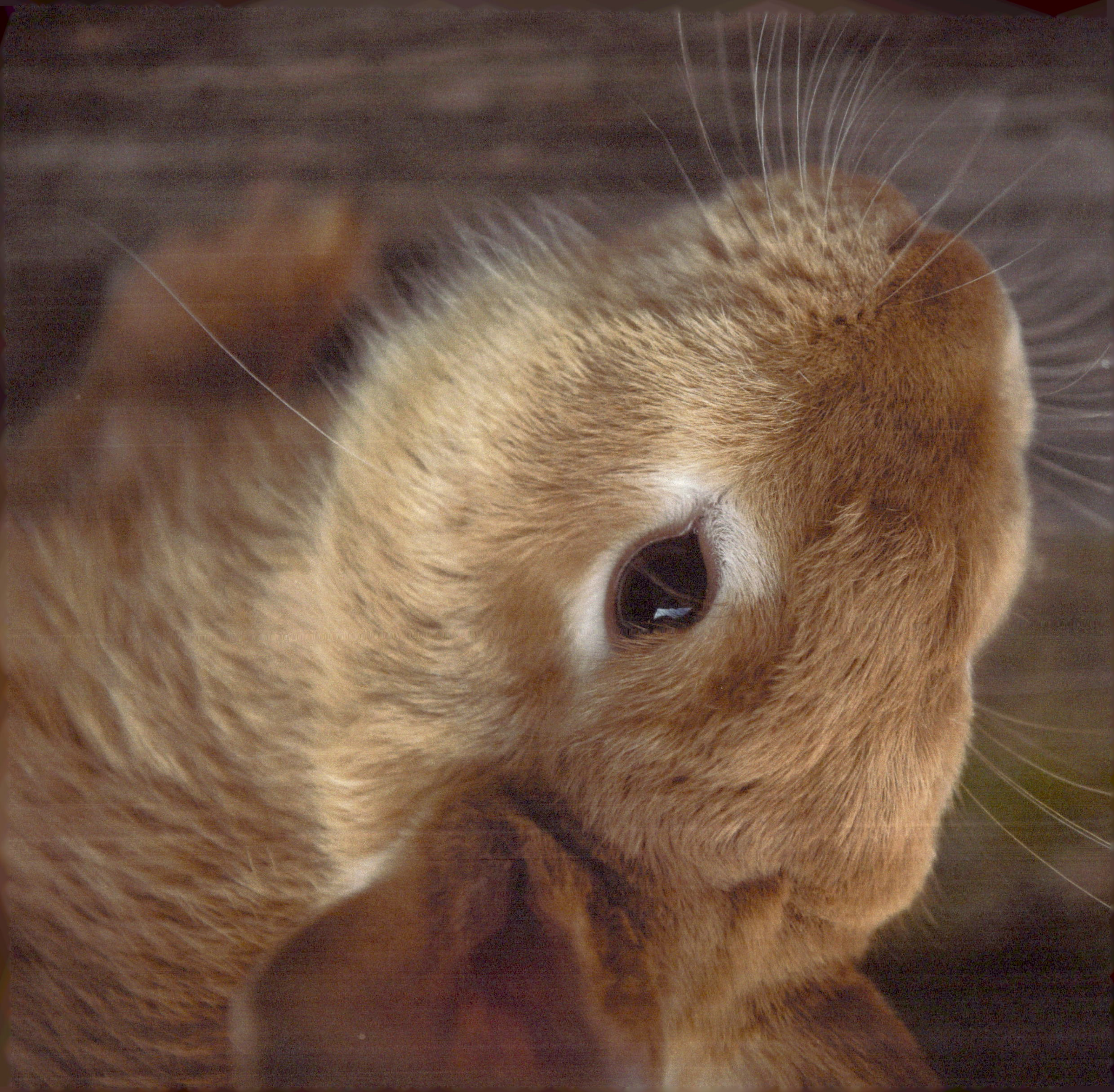

November 2020

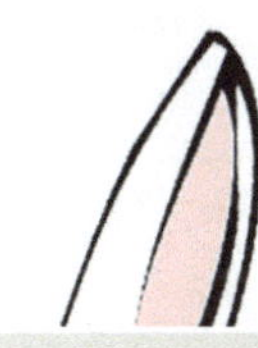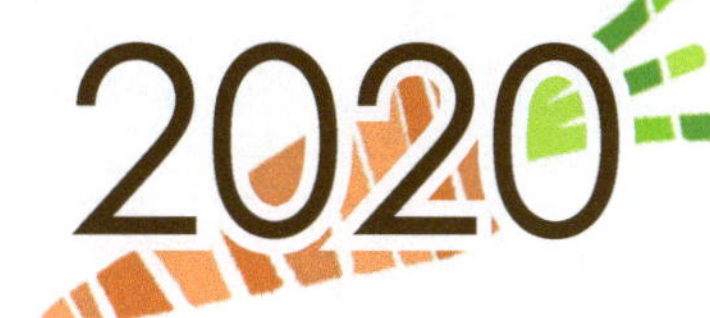

Sun.	Mon.	Tue.	Wed.	Thu.	Fri.	Sat.
1 Daylight Saving Time Ends	2	3 Election Day	4	5	6	7
8	9	10	11 Veterans Day	12	13	14
15	16	17	18	19	20	21
22	23	24	25	26 Thanksgiving Day	27	28
29	30					

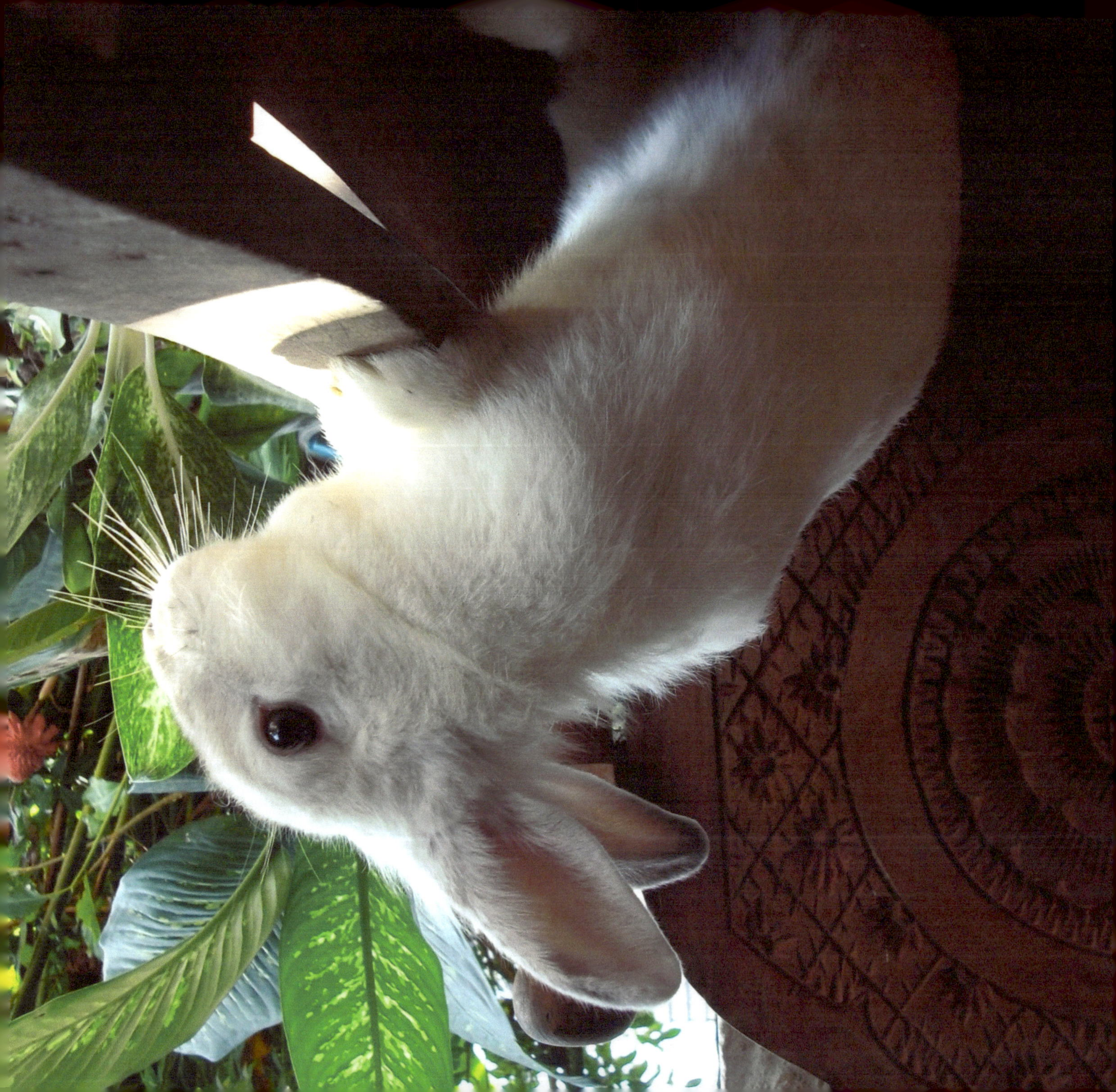

December 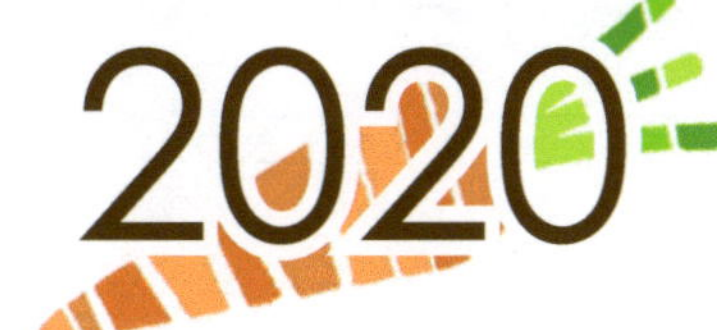 2020

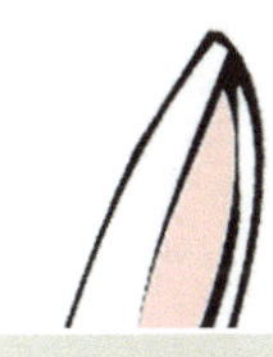

Sun.	Mon.	Tue.	Wed.	Thu.	Fri.	Sat.
		1	2	3	4	5
6	7	8	9	10	11	12
13	14	15	16	17	18	19
20	21	22	23	24	25 Christmas Day	26
27	28	29	30	31 New Year's Eve